漫话老年人安全照护

主　审　吴欣娟　李继平

总主编　蒋　艳　唐怀蓉

主　编　张雪梅　陈　茜

副主编　蒙张敏　高浪丽　廖再波

编　者（以姓氏笔画为序）

王　英　王晓玲　毛　琪　冯冬梅（兼秘书）

朱道珺　刘　红　许　丽　李沙沙　陈　茜

陈　静　张　元　张　婷　张雪梅　范婷泳

周小燕　周柯妤　胡春艳　高浪丽　淳雪丽

蒙张敏　廖再波

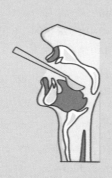

人民卫生出版社

·北京·

图书在版编目（CIP）数据

漫话老年人安全照护 / 张雪梅，陈茜主编 . —北京：
人民卫生出版社，2021.10
（临床护理健康教育指导丛书）
ISBN 978-7-117-32232-4

Ⅰ. ①漫… Ⅱ. ①张… ②陈… Ⅲ. ①老年人–护理
学 Ⅳ. ①R473.59

中国版本图书馆CIP数据核字（2021）第206262号

| 人卫智网 | www.ipmph.com | 医学教育、学术、考试、健康，购书智慧智能综合服务平台 |
| 人卫官网 | www.pmph.com | 人卫官方资讯发布平台 |

漫话老年人安全照护

Manhua Laonianren Anquan Zhaohu

主　　编：张雪梅　陈　茜
出版发行：人民卫生出版社（中继线 010-59780011）
地　　址：北京市朝阳区潘家园南里 19 号
邮　　编：100021
E - mail：pmph @ pmph.com
购书热线：010-59787592　010-59787584　010-65264830
印　　刷：保定市中画美凯印刷有限公司
经　　销：新华书店
开　　本：710×1000　1/16　印张：6
字　　数：101 千字
版　　次：2021 年 10 月第 1 版
印　　次：2021 年 11 月第 1 次印刷
标准书号：ISBN 978-7-117-32232-4
定　　价：42.00 元

打击盗版举报电话：010-59787491　E-mail：WQ @ pmph.com
质量问题联系电话：010-59787234　E-mail：zhiliang @ pmph.com

序

　　健康是立身之本，全民健康是立国之基。落实《"健康中国 2030"规划纲要》精神，提升健康素养已成为提高全民健康水平最根本、最经济、最有效的措施之一。为满足大众日益增长的健康需求，提高护理人员对患者及家属健康宣教的效果，四川大学华西医院护理部组织编写了"临床护理健康教育指导丛书"。

　　该套丛书兼顾不同受众人群的健康需求特点，以十个临床常见专科或系统的疾病护理为落脚点，由临床一线护理人员绘制原创科普漫画，把专业、晦涩的专科理论转变为通俗易懂的图文知识。整套丛书紧贴临床、生动有趣、深入浅出，翔实地介绍了常见疾病健康宣教知识，真正做到了科普服务于临床、服务于读者，是一套不可多得的、兼具临床健康教育指导及健康知识科普的读物，适于护理人员、患者及家属阅读。

　　在丛书即将面世之际，愿其能有助于提升临床护理工作者科普宣教能力，为专科护理人才队伍建设和优质护理服务质量提升作出重要贡献。同时，也希望这套丛书能帮助广大患者及家属了解疾病基础知识及康复措施，为健康中国战略的推进贡献力量。

2021 年 2 月

前 言

我国是世界上老年人口最多、老年人口数量增长最快的国家，2020年第七次全国人口普查显示，我国60岁以上老年人口总数已达2.64亿，占全国人口的18.7%。增龄带来的退行性改变、多病共存及多药共用等，常导致一系列非特异性症状和体征，如跌倒、吞咽障碍、睡眠障碍、谵妄、便秘、尿失禁等，引起老年人健康状况逐渐恶化、日常生活自理能力逐渐丧失，严重影响其生命质量。

为满足老年人的健康需求，四川大学华西医院老年医学中心健康教育团队编写了本书。本书总结了老年人及其家属重点关注的问题及认识误区，以老年照护最新的诊疗和护理实践为基础，参考最新临床实践指南编撰而成，涉及跌倒、吞咽障碍、谵妄常见危险因素、临床表现、特殊检查、自我识别与预防、现场急救与处理等关键点。本书以问题为导向，采用一问一答形式，言简意赅、图文并茂地呈现相关知识，集科学性、实用性为一体，针对性强，便于读者理解，可为从事老年照护的医务人员、老年人及其家属提供指导与帮助。

本书的编写得到了四川大学华西医院及护理同仁的帮助，特此向关心和支持本书编写工作的单位及个人表示衷心的感谢。书中部分内容参考了有关单位或个人的研究成果，已在参考文献中列出，在此一并致谢。由于编者水平有限，书中难免有不足之处，敬请专家及广大读者指正，我们将不断修订和完善。

张雪梅　陈茜
2021年8月

目　录

第三节　应对跌倒

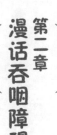

第一节　了解吞咽障碍

第二章
漫话吞咽障碍

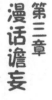

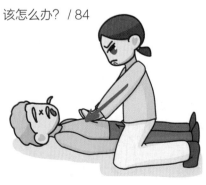

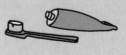

第一章 漫话跌倒

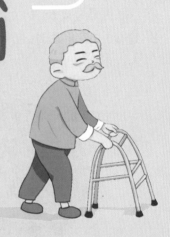

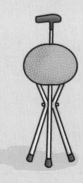

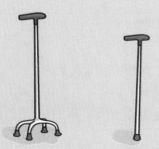

第一节 了解跌倒

一、老年人容易跌倒吗？

容易！

跌倒是造成 65 岁以上老年人伤害性死亡的首位原因。65 岁以上老年人，每年约有 1/3 发生跌倒；80 岁以上老年人，每年约有 1/2 发生跌倒。

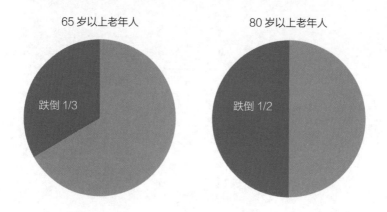

65 岁以上老年人　　　　　　　　　80 岁以上老年人

跌倒 1/3　　　　　　　　　跌倒 1/2

二、哪些疾病容易诱发老年人跌倒？

患有以下疾病的老年人多有头晕、下肢无力、走路不稳等症状，易跌倒，见表 1-1。

表 1-1　诱发跌倒的常见疾病

系统	常见疾病
循环系统	低血压、高血压、心律不齐等
神经系统	帕金森、脊椎病、外周神经系统病变等
骨骼肌肉系统	骨关节病、风湿性关节炎等
视觉 - 认知系统	白内障、老年性痴呆等

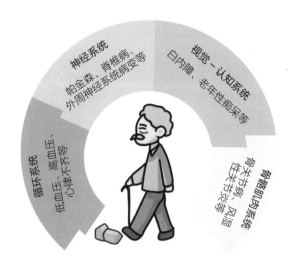

三、哪些药物可能增加老年人跌倒的风险?

1. **精神类药物**　①抗抑郁药。②抗焦虑药。③催眠药。④抗惊厥药。⑤镇静药。

2. **心血管类药物**　①降压药。②利尿药。③扩血管药。

3. **其他药物**　①降糖药。②非甾体类消炎药。③镇痛药。④多巴胺类药物。⑤抗帕金森病药。

4. **联合用药**　服用4种以上药物（不限于以上药物）的老年人也易发生跌倒。

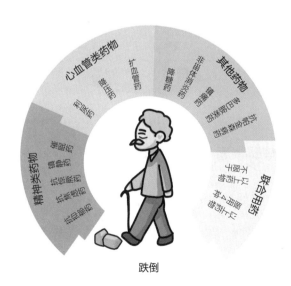

跌倒

四、老年人容易在哪些时刻发生跌倒?

起床时、夜间如厕时、洗澡时、服药后半小时、急着接电话时、上下车时、乘坐扶梯时、冬季外出活动时 8 个时刻最容易发生跌倒。

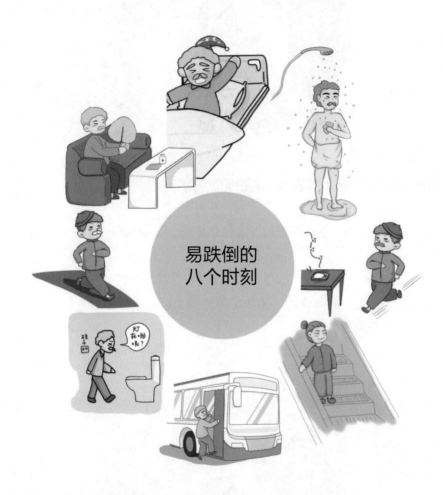

五、什么样的居住环境容易造成老年人跌倒?

湿滑的地面、光线差的房间、有障碍物的通道。

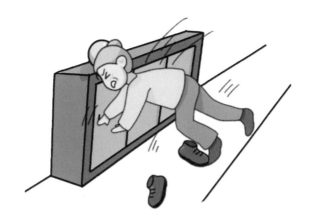

六、老年人容易在哪些地方跌倒？

跌倒事件中，50% 以上发生在家里，依次为卫生间、卧室、厨房、楼梯通道；室外则主要发生在人群拥挤、地面湿滑的地方。

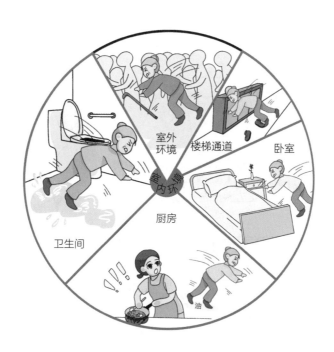

七、哪些场景下，老年人容易跌倒？

1. 高处取物、搬移重物。

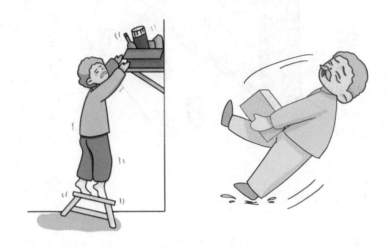

2. 车辆突然鸣笛或车辆突然加 / 减速。

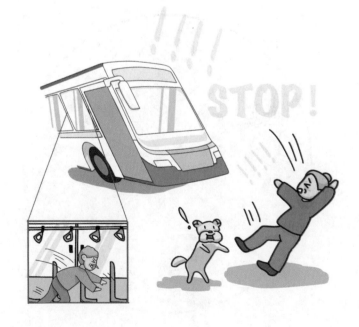

3. 衣着不恰当。

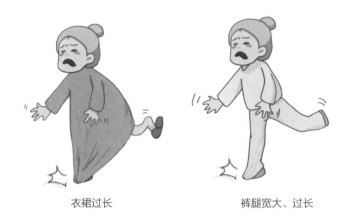

衣裙过长　　　　　　　　　裤腿宽大、过长

八、跌倒的危害有哪些?

(一)外伤

跌倒最直接的危害是外伤,严重时可致骨折、颅脑损伤,甚至死亡。

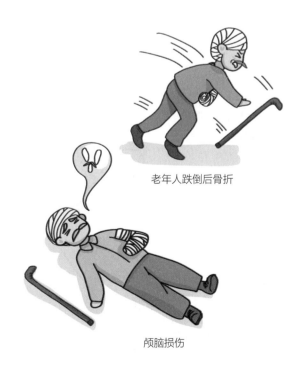

老年人跌倒后骨折

颅脑损伤

常见骨折部位：髋部（股骨颈）、脊柱、尺骨/桡骨、肱骨、膝盖（髌骨）。

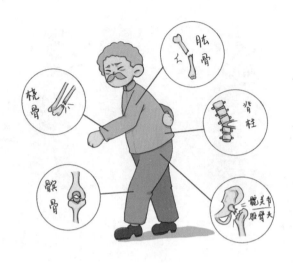

（二）并发症增加

跌倒后的老年人常常卧床休息，尤其是骨折者，长期卧床将导致肌肉萎缩、坠积性肺炎、骨质疏松、关节挛缩、压力性损伤、下肢静脉血栓等一系列并发症。

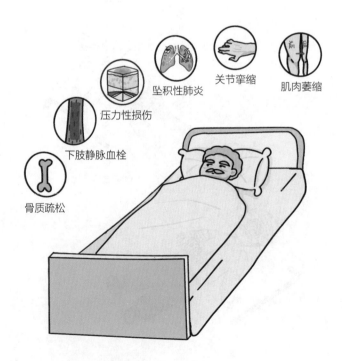

（三）日常生活活动能力下降

　　很多老年人跌倒后常因害怕跌倒而减少运动，甚至整日卧床不起，随着并发症的增加，以活动能力下降为代表的各项身体功能将进一步退化，直至失能。

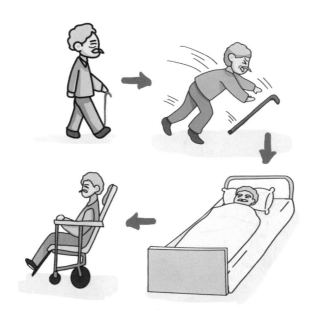

（四）照顾负担增加

　　老年人跌倒后，往往需要家人 / 照顾者护理，增加经济和照护负担。

爷爷，我来喂您吃饭

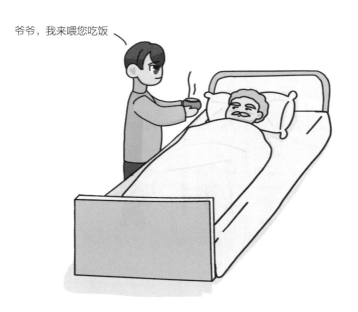

九、哪些老年人是跌倒高危人群?

存在以下情况的老年人容易跌倒,满足以下条件越多,跌倒概率越高:

1. 年龄≥ 65 岁。
2. 曾经跌倒过。
3. 贫血、血压不稳。
4. 意识障碍、认知障碍。
5. 视觉障碍、听觉障碍。
6. 营养不良、虚弱、头晕。
7. 肢体活动障碍。
8. 步态不稳。
9. 服用降压药、降糖药、利尿剂、催眠药等药物。
10. 自我认知不足、自理能力低下但拒绝他人帮助或拒绝使用辅助器具,如眼镜、助行器等。

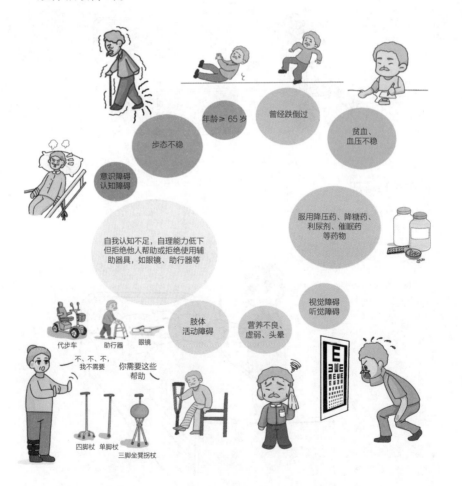

（冯冬梅　毛琪　蒙张敏）

第二节 预防跌倒

一、老年人居住环境"无障碍"指的是什么？

老年人居住环境"无障碍"指室内地面平整、干燥，无台阶或门槛，无小地毯或小地毯固定良好，物品摆放整齐，过道无杂物，家具无轮子且摆放位置固定，电线隐藏或固定在角落，常用物品放置位置和高度便于老年人取放。

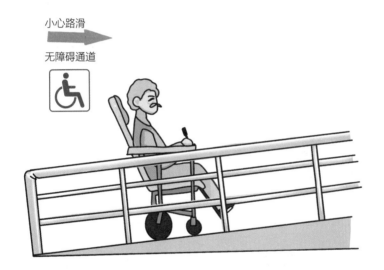

二、如何保证居室环境的照明？

在过道、卫生间、厨房等易跌倒的地方增强"局部照明"；睡觉前在床边放置老年人伸手可及的台灯；光线强度以地面无反光、房间无强光为宜。

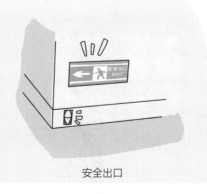

安全出口

三、如何保证卫生间的安全?

1. 地面放置防滑地垫,照明充足。
2. 马桶高度适宜,马桶太低加垫圈,太高加足垫或重新安装。
3. 洗漱池高度应降低,使老年人坐轮椅时也能使用。
4. 马桶旁、洗面台旁、浴缸旁或淋浴间均应安装扶手。

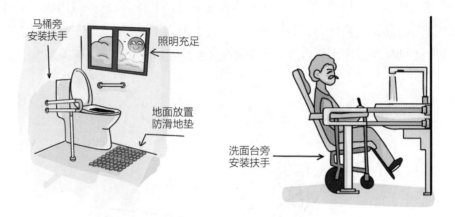

四、老年人在日常生活中应注意什么?

1. 起床时遵循起床活动"三部曲"。

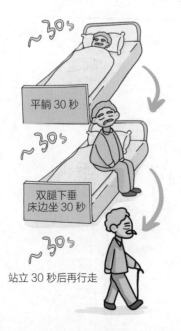

2. 转身、转头时,动作要慢。

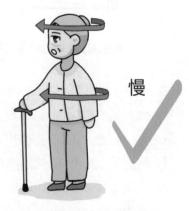

转身、转头时动作要慢

3．穿防滑鞋，衣裤大小、长度合身，坐着穿脱鞋、裤、袜。

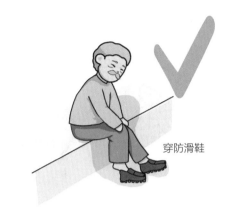

穿防滑鞋

4．物品收纳整齐，勿囤积旧物。

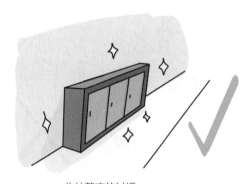

收纳整齐的过道

5．使用适宜的辅助用具或寻求周围人的帮助。

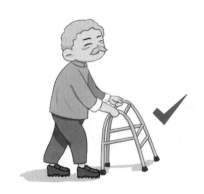

6. 不要在他人看不到的地方独自活动。

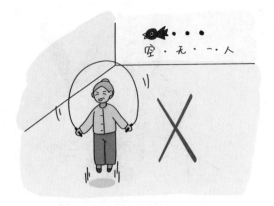

7. 避免去人群拥挤、地面湿滑的地方。

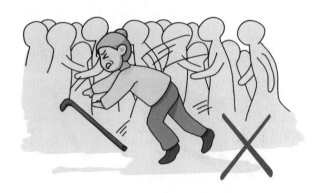

8. 乘坐交通工具时，一定要等交通工具停稳后再上下。

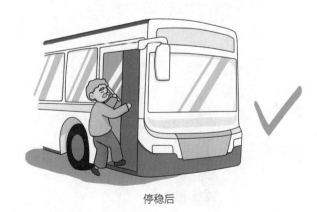

停稳后

9. 避免睡前饮水。

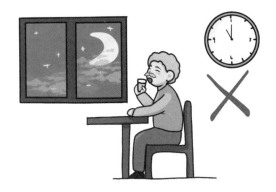

10. 有跌倒高风险的老年人，夜间尽量在床旁小便。

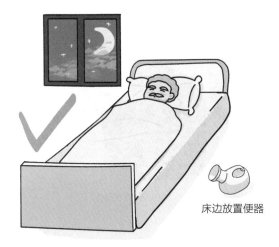

床边放置便器

11. 避免提重物。

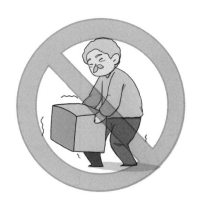

12. 避免站在高处取物品。

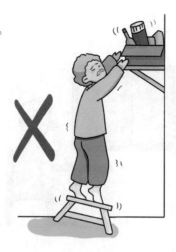

13. 有头晕、心慌等不适时，应立即休息 30 分钟。

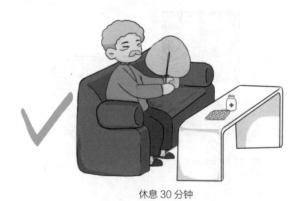

休息 30 分钟

14. 沐浴时间最好不超过 15 分钟，浴室门不反锁，备防滑小板凳，坐着洗。

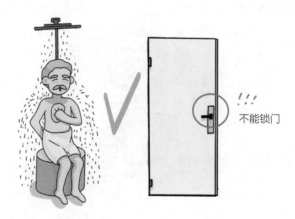

不能锁门

五、老年人适合穿什么样的鞋子？

见表 1-2。

表 1-2　老年人鞋子要求

结构	要求
鞋跟	低于 2.5cm，鞋跟到鞋底成直线形 宽大，与地面接触良好 坚实，足够支撑整个鞋子
鞋底	有缓冲气垫、柔韧、防滑
鞋头	脚趾能自然分散放置 最长的脚趾与鞋尖处约有 1cm 的空隙
鞋帮	面料舒适，不易变形且透气 内部光滑无缝线
鞋样	与脚的样子尽可能相似，不会对脚产生压力或者摩擦力
系带	有鞋带、搭扣、松紧带，能使鞋子安全穿在脚上
鞋托	需要时根据理疗师或者足部专家的要求使用踝关节鞋托
重量	越轻越好
其他	能预防脚部受伤 根据具体需求和生活场景穿鞋，运动鞋最适合日常穿，走路不穿拖鞋

六、下肢活动障碍的老年人可以选择哪些助行工具？

下肢活动障碍的老年人可以选择单脚杖、三脚坐凳拐杖、四脚杖、助行器、代步车等。

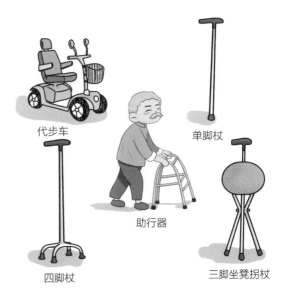

代步车

单脚杖

助行器

四脚杖

三脚坐凳拐杖

七、跌倒高危老年人住院期间都应该使用床挡保护吗？

并不是所有老年人都需要使用床挡保护！

床挡仅限于床窄且老人意识清醒，可安全放下床挡时使用。

八、使用床挡预防跌倒应注意什么？

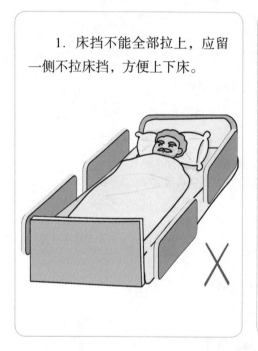

1. 床挡不能全部拉上，应留一侧不拉床挡，方便上下床。

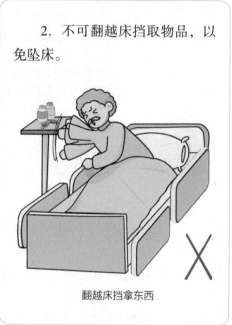

2. 不可翻越床挡取物品，以免坠床。

翻越床挡拿东西

九、跌倒高危老年人或曾经跌倒过的老年人住院期间应该尽量卧床休息吗？

不应该！

卧床并不能降低跌倒的风险，反而会导致肌肉萎缩、骨质疏松等并发症，将来跌倒概率会增高。因此，在保证老年人安全的前提下，减少不必要的床挡及约束器具的使用，增加离床活动时间，最大限度改善身体功能状态，才能减少失能。

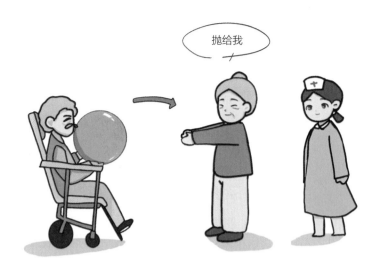

十、老年人适合哪些运动?

老年人适合有氧类运动，有利于保持良好的肌张力，加速血液循环，提高心肺功能，促进消化，预防便秘，帮助睡眠。具体包括散步、打太极拳、练习健身操、练习平衡操、慢跑、游泳、打乒乓球、打羽毛球……

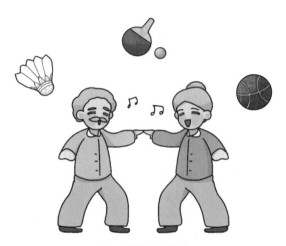

老年人适合有氧运动

十一、老年人进行活动锻炼时应注意什么?

（一）循序渐进

从不费力的活动开始，逐步增加运动的量、时间、频率。

（二）运动频次与时间

老年人运动要适度，不可要求过高，以每天运动 1 ~ 2 次，每次 30 分钟，每周总运动时间 3 小时为宜。

（三）运动时间

1. 适宜运动的时间

（1）上午 8：00 之后，阳光充足，空气中的湿气已经散尽，植物已经开始进行光合作用，空气中氧气含量高，空气清新，基本为早饭后 1 ~ 2 小时，适合做各种运动。

（2）下午 14：00 ~ 17：00，人体各个器官都处于活跃状态，心率、呼吸加快，运动细胞容易被唤醒，是人一天中运动状态最佳的时候。

2. 不宜运动的时间　早上空腹时，天未亮时，以及寒冷天气时……

（四）运动场所

应选择开阔、无障碍物的地方，切忌在人少、地面湿滑的地方锻炼。

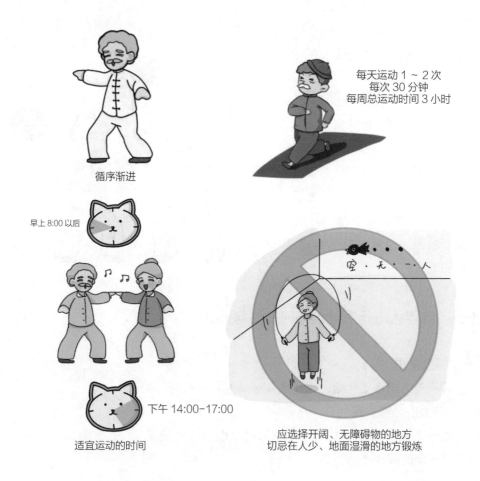

每天运动 1 ~ 2 次
每次 30 分钟
每周总运动时间 3 小时

循序渐进

早上 8:00 以后

下午 14:00-17:00

适宜运动的时间

应选择开阔、无障碍物的地方
切忌在人少、地面湿滑的地方锻炼

十二、老年人需要补钙吗?

需要!

由于骨质疏松的老年人跌倒时更容易发生骨折,尤其是髋部骨折。因此,老年人应适当多晒太阳、补充钙剂和维生素 D。

十三、补钙,越多越好吗?

补钙并不是越多越好,过多可能引起心律失常、尿路结石等疾病,过少达不到预防骨质疏松的目的。

营养学会推荐老年人每日钙摄取总量为 1 000mg,包括从食物摄取、药物补充等。

十四、老年人补钙,吃保健品靠谱吗?

不靠谱!

老年人日常补钙最好从食物中摄取,多吃含钙及维生素 D 高的食物,如牛奶、豆制品、黑木耳、虾皮、各种新鲜蔬菜、海产品及肝类、蛋类等。如因疾病原因需额外补钙,建议在医生指导下进行药物补钙。药物钙类经过大量临床验证,由相关单位审查批准,生产要求严格,其含量、疗效均有保证,而保健品无治疗作用,其广告宣传往往夸大其词;药物钙类纯度高,而保健品类钙含量低,辅料多,以目前市场主流的药物钙类与保健品钙类相比,同样以每日补充钙 500mg 为例,若服用药物钙 1 ~ 2 片即可,而保健品钙含量低,需 5 ~ 6 片,容易造成其他成分蓄积中毒。

十五、哪些食物钙含量高?

(一)极高钙含量食品(500mg/100g ~ 1 200mg/100g)

极高钙含量食品包括奶粉、虾皮、连骨小鱼、小虾、芝麻及芝麻酱、奶酪,以及一些干蘑菇和干的叶菜类等食物。

（二）高钙食品（150mg/100g ~ 500mg/100g）

高钙食品包括干大豆、贝壳和螺类、少部分鱼类、少部分叶菜（如苋菜、芥菜）、各类豆腐以及除豆浆外的其他大多数豆制品、钙强化奶（包括酸奶）、钙强化饼干等食物。

（三）较高钙食品（50mg/100g ~ 150mg/100g）

较高钙食品包括鲜奶类食品和酸奶、大多数深绿色叶菜和花菜、大多数鱼类、蛋类、部分面包等食物。

常见食物钙含量见表1-3。

表1-3　常见食物钙含量　　　　　　　单位：mg/100g

食物	含量	食物	含量
芝麻酱	1 170	扁豆	137
虾皮	991	干葫芦条	114
奶酪	729	牛乳（鲜）	104
全脂牛奶粉	676	豌豆	97
芝麻（黑）	780	油菜心	92
芝麻（白）	620	小白菜	90
虾皮	555	鲫鱼	79
干海带	348	西蓝花	67
豆腐干	308	鸡蛋	48
花生仁（炒）	284	草鱼	38
紫菜	264	馒头	18
木耳	247	白萝卜	36
黑豆	224	豆角	29
海蟹	208	橙	20
燕麦片	186	豆浆	10
豆腐	164	米饭	7
榨菜	155	猪瘦肉	6
山楂干	144	苹果	4
鲜扇贝	142		

十六、哪些情况会阻碍钙的吸收?

1. 粮食中的植酸和某些含草酸多的蔬菜（如菠菜、苋菜、空心菜、芥菜、雪菜、竹笋、蕨菜、蕹菜等）会与钙形成难以吸收的钙盐，使钙的吸收率降低。食用时应先焯水去掉大部分草酸，然后再烹调。

2. 膳食纤维中的醛糖酸残基会与钙结合，阻碍钙的吸收，如黄豆炖猪脚。未被消化的脂肪酸会与钙形成钙皂，影响钙的吸收。

3. 部分碱性药物如苏打、小檗碱（黄连素）、四环素等也会影响钙的吸收。

十七、怎样促进钙的吸收?

（一）维生素 D

维生素 D 能够促进钙的吸收和利用，和钙一起服用的效果优于单独补钙效果。补充维生素 D 和 ω–3 脂肪酸（鱼类和植物油中富含）可改善老年人的肌力，预防跌倒。

（二）蛋白质

蛋白质消化过程中释放的某些氨基酸可与钙形成可溶性钙盐而促进钙的吸收。

（三）奶和奶制品

奶和奶制品中的乳糖经肠道菌群发酵产酸，与钙形成乳酸钙复合物，可增强钙的吸收。但钙是通过肾脏代谢，睡眠状态时尿液浓缩，钙通过肾脏较多，易形成结石。因此，应避免在睡前喝牛奶，建议在晚上临睡前 4 小时饮用牛奶。

（胡春艳　冯冬梅　范婷泳　朱道珺）

第三节 应对跌倒

一、万一不幸跌倒，怎样才能减轻伤害？

1. **推荐姿势** 手撑地。

手撑地，损伤的仅仅是手掌、腕关节、手臂等上肢部位。治疗、康复难度相对较低，不需要卧床，不易发生严重的并发症。

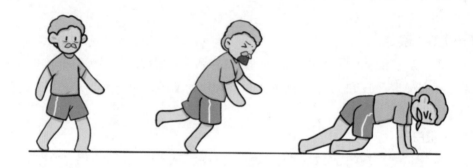

2. **避免姿势** 臀部着地、侧身倒地。

若跌倒时支撑点落在臀部正中，易导致股骨头骨折、腰椎压缩性骨折以及髋关节骨折；若支撑点落在身体一侧，易伤及胯外部，导致股骨颈骨折或股骨粗隆间骨折。

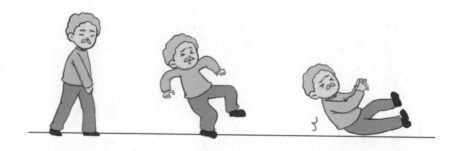

二、老年人跌倒了该如何自救?

1. 判断环境安全与否　不要急着爬起来,先判断周围环境是否安全。若不安全,应尽量想办法求助或自助,立即脱离危险环境。

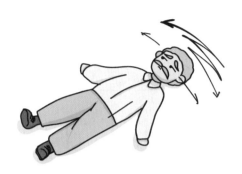

2. 寻求帮助　确保环境安全后,可先自我感受有无身体部位的疼痛,有无头颈部、四肢和关节活动受限,若有腰背部剧烈疼痛、关节活动异常及其他异常情况,不可自行起身或移动,应立即呼救,并寻求周边可触及的保暖物品覆盖身体,等待救援。救援人员到达后,应立即告知自己可能存在的损伤,避免救援不当导致二次损伤。

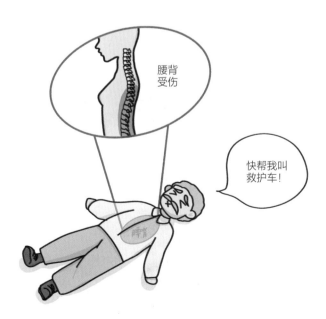

腰背受伤

快帮我叫救护车!

3．**自救方法**　若无剧烈疼痛、关节活动异常及其他异常情况，可按照下述步骤自行起身，并呼救。

（1）背部先着地时，应弯曲双腿，挪动臀部到放有毯子、垫子的椅子或床铺旁边，然后使自己较舒适地平躺，盖好毯子，保持体温，如可能要向他人寻求帮助。

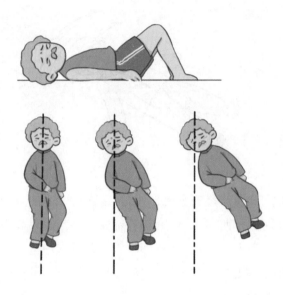

（2）休息片刻，等体力准备充分后，尽力使自己向椅子的方向翻转身体，使自己变成俯卧位。

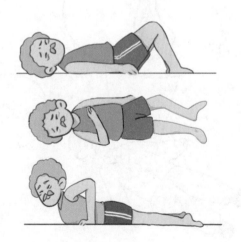

（3）双手支撑地面，抬起臀部，弯曲膝关节，然后尽力使自己面向椅子跪立，双手扶住椅面。

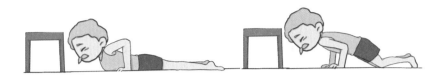

（4）以椅子为支撑，尽力站起来。

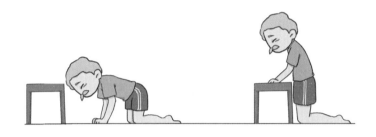

（5）休息片刻，恢复部分体力后，打电话寻求帮助——最重要的是报告自己跌倒了。

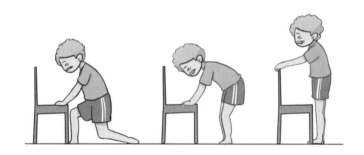

三、看到老年人跌倒了，应如何施救？

发现老年人跌倒了，不要急于扶起，根据情况处理：

1. 首先查看周围环境是否安全，保证自身安全情况下，再施救。

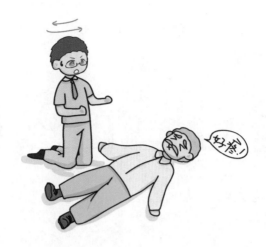

2. 查看意识情况　若老年人昏厥，应呼叫老年人，看老年人是否有回应。

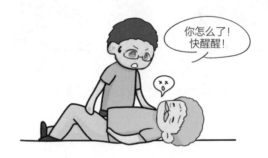

3. 无回应者　立即拨打急救电话，同时采取以下措施：

（1）检查老年人呼吸、脉搏，如无呼吸、心脏停搏，应立即进行心肺复苏。

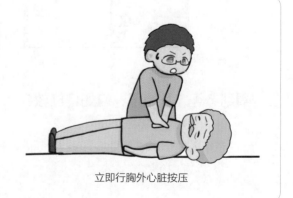

立即行胸外心脏按压

（2）有外伤、出血，立即止血、包扎。

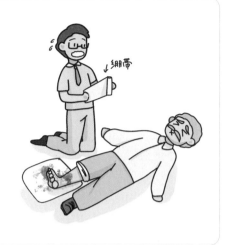

（3）有呕吐，将头偏向一侧，并清理口、鼻呕吐物，保证呼吸道通畅。

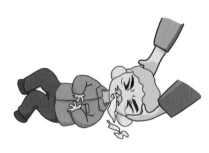

头偏向一侧

（4）老年人如有抽搐，将其移至平整且较软的地面或身体下垫软物，防止碰伤、擦伤，不要往抽搐老年人嘴里塞任何东西，不要硬掰抽搐肢体，防止肌肉、骨骼损伤。

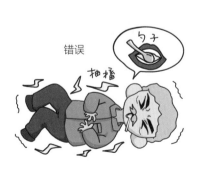

（5）尽量不要搬动老年人，如需搬动，保证平稳，尽量让身体纵轴呈一直线。

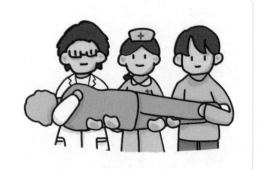

4. 清醒能回应者

（1）询问老年人跌倒情况及对跌倒过程有无记忆，如不能记起跌倒过程，可能为晕厥或脑血管意外。

（2）询问/查看是否有剧烈头痛或口角歪斜、口齿不清、手脚无力等脑卒中情况；疼痛、畸形、关节异常、肢体位置异常等骨折情况；腰背部疼痛，双腿活动或感觉异常，大小便失禁等腰椎损伤情况。若有以上任何一种情况，均不可搬动老年人，应立即拨打急救电话。

（3）询问/查看是否有外伤、出血，如有，应立即止血、包扎，协助送医。

（4）以上情况均无，老年人试图自行站起，可协助老年人缓慢起立，坐位或卧位休息并观察，确认无碍后方可离开。

（5）如需搬动，保证老年人身体平稳，尽量让身体纵轴呈一直线。

四、跌倒后可能需要做哪些检查？

跌倒后可能需要做的检查主要包括 X 线检查、CT、磁共振（MRI）。

> **注意事项** ［ 受检部位不可有金属饰物。

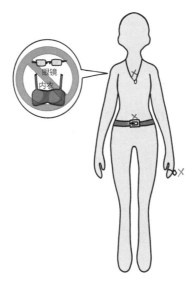

X 线、CT、磁共振检查不能佩戴首饰及其他金属物品

五、外伤应该怎么处理?

1. 清创消毒。

2. 止血

（1）表皮破损出血，碘伏消毒后，贴创可贴。

（2）静脉出血，血液缓慢流出，用消毒纱布包扎。

（3）动脉出血，血液呈喷射状喷出，加压包扎，急送医院。

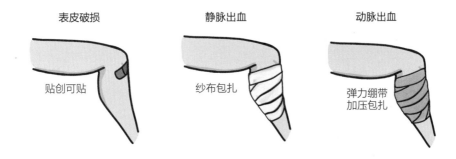

六、跌倒受伤后，可以热敷、按摩或擦红花油吗?

不可以!

擦红花油、热敷、按摩都会加剧皮下毛细血管出血，且容易造成骨折移位，使局部神经受伤，肿痛更厉害，耽误最佳治疗时机，延误病情。

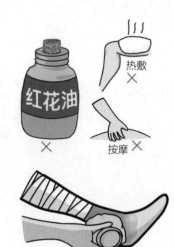

七、扭伤及肌肉拉伤怎么处理？

制动，冷敷，在承托受伤部位的同时使用绷带扎紧，严重者及时就诊。

八、骨折／可疑骨折怎么处理？

避免移动伤者或伤肢，对伤肢加以固定与承托（出血者先止血后固定），及时就医。

九、颈椎损伤怎么处理？

1. 第一时间拨打急救电话。
2. 不轻易搬动老年人，使老年人就地平躺。
3. 非安全环境必须搬动时，要保证老年人颈椎与胸椎呈一直线（轴线搬运），勿过伸、过屈或旋转，可将老年人置于硬木板上，颈部两侧放置沙袋，使颈椎处于稳定状态。

十、颅脑损伤怎么处理？

1. 轻者 脑震荡者，表现为轻度头痛、头晕，可能会昏迷，一般30分钟内可苏醒，休息即可。
2. 重者 颅骨骨折、脑出血者，表现为昏迷、剧烈呕吐等，应立即通知急救中心处理，使老年人安静平躺，头偏向一侧，保持呼吸道通畅。

（冯冬梅　胡春艳　刘红）

第二章
漫话吞咽障碍

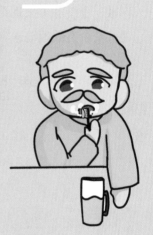

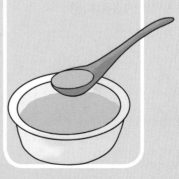

第一节 了解吞咽障碍

一、什么是吞咽障碍？

1. **狭义的吞咽障碍** 与吞咽相关的神经或器官（下颌、双唇、舌、软腭、咽喉、食管等）出现结构和 / 或功能受损，引起吞咽过程障碍，导致食物不能被安全有效地输送到胃内，导致老年人不能摄取足够营养与水分的过程。

食物从口腔到胃的移动过程发生困难，吞咽困难若没有得到及时处理，老年人容易发生营养不良、缺水、吸入性肺炎、体重下降，甚至更加严重的后果

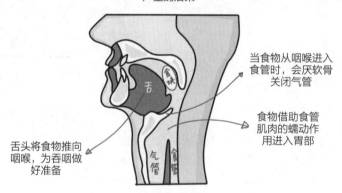

当食物从咽喉进入食管时，会厌软骨关闭气管

食物借助食管肌肉的蠕动作用进入胃部

舌头将食物推向咽喉，为吞咽做好准备

2. **广义的吞咽障碍** 除了器质性原因导致的吞咽过程异常，还包括认知、精神、心理等方面的原因引起行为或行动异常导致的吞咽问题。

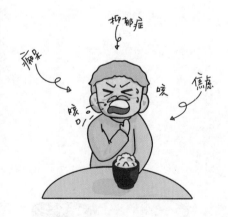

二、老年人出现哪些情况，提示可能存在吞咽障碍？

1. **进餐表现**　喉部梗阻感，进食时间延长，流涎或食物从口中洒落，食物停留在口中不能咽下，口干，食物或水从鼻腔反流，食物黏着在口咽部，进食或饮水时呛咳，进食疼痛，咀嚼困难，吞咽后声音嘶哑或不停清嗓等。

2. **全身症状**　反复的不明原因发热、消瘦等。

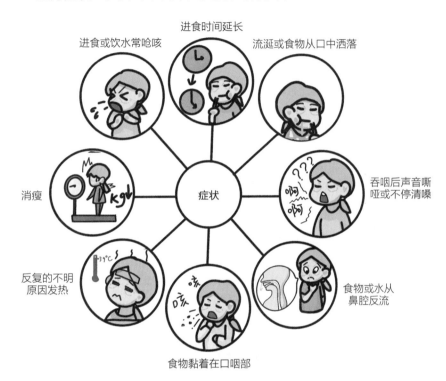

三、老年人为什么容易发生吞咽障碍？

随年龄增长，口腔、咽、喉及食管等多部位组织发生退行性改变，导致唾液分泌减少、牙齿受损、吞咽反射减弱、吞咽动作延迟。

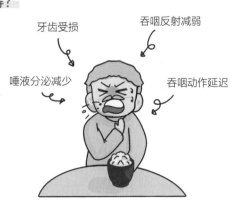

四、引起老年人吞咽障碍的常见疾病有哪些?

1. **脑部疾病** 脑卒中、脑外伤、帕金森病、老年性痴呆(最多见)等。
2. **口、咽、颈部疾病** 溃疡、感染、恶性肿瘤;手术、放射治疗、化学治疗。
3. **食管疾病** 反流、炎症、肿瘤、化学性损伤。
4. **全身性疾病** 衰弱、多病共存。
5. **精神心理疾病** 抑郁症、神经性厌食等。

五、哪些药物可能诱发吞咽障碍?

抗精神病药物、抗抑郁药、抗焦虑药、阿片类镇痛药、抗胆碱能药等。

六、怎样识别是否存在吞咽障碍?

可进行洼田饮水试验:喝 30ml 温水。评判标准见表 2-1。

表 2-1　洼田饮水试验评判标准

分级标准	结果
1 级:能在 5s 内顺利地一次性将水咽下	正常
1 级:能顺利地一次性将水咽下,但超过 5s	可疑吞咽障碍
2 级:分 2 次以上咽下,且不呛咳	
3 级:能 1 次咽下,但有呛咳	吞咽障碍
4 级:分 2 次以上咽下,且有呛咳	
5 级:频繁呛咳,且不能全部咽下	

七、怀疑存在吞咽障碍,可以做什么检查帮助确诊?

1. **视频透视吞咽功能检查** 被称为吞咽障碍诊断的"金标准",可评估整个吞咽过程,适用于口咽期吞咽障碍者。

2．纤维鼻咽镜吞咽功能检查　无辐射，可在床旁进行，注重从鼻咽到咽喉的功能成像，能更好地反映解剖结构和分泌物聚集情况，适用于脑神经病变、手术后或外伤及解剖结构异常所致吞咽障碍及误吸。

3．食管造影　适用于食管结构和功能异常所致吞咽障碍。

八、吞咽障碍可能导致哪些并发症?

吞咽障碍可能导致的常见并发症有噎食、误吸、肺部感染、营养不良、心理与社会交往障碍。

九、什么是噎食／噎呛?

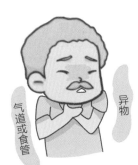

食物堵塞咽喉部或卡在食管第一狭窄部，甚至误入气管，引起窒息。

十、什么是误吸?

残留于咽部的物质（如食物残渣、唾液、鼻咽分泌物、胃内容物等）随呼吸进入声门以下的气管，常引发肺部感染。

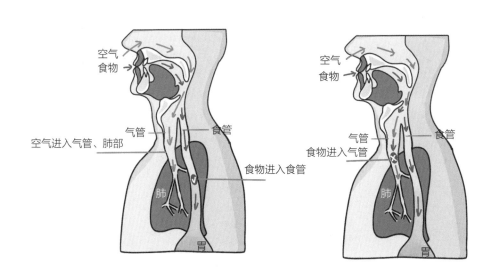

十一、哪些情况提示吞咽障碍老年人可能存在营养不良?

饭量减少、体重下降、易疲乏、水肿、皮肤缺乏光泽等。

十二、老年人每日膳食营养摄入多少合适?

1. 每日总能量摄入参考值见表 2-2。

表 2-2　老年人每日总能量摄入参考值　　　　　单位: kJ（1kcal=4.18kJ）

活动量	总能量摄入参考值			
	65 岁 ~ 79 岁老年人		80 岁以上老年人	
	男	女	男	女
轻体力活动	8 569	7 106	7 942	6 270
中度体力活动	9 823	8 151	9 196	7 315

2. 蛋白质摄入量参考值　男性 65g，女性 55g；占总能量的 5% ~ 30%。

3. 碳水化合物摄入量　占总能量的 50% ~ 65%，其中添加糖供能不超过 10%。

4. 脂肪摄入量　占总能量的 20% ~ 30%，其中饱和脂肪酸供能不超过 10%。

（冯冬梅　淳雪丽　陈静）

第二节 吞咽障碍照护

一、喝水都呛，还能吃东西吗？

能吃！

可选择不易松散的糊状食物。不同形状的食物可通过加工或加入增稠剂等变成适宜的食物，具体方法如下：

1. 液体食物 加增稠剂或营养米粉。
2. 固体食物 捣碎或用搅拌机磨碎。
3. 其他食物 面条剪成碎断，面包掰成碎块并蘸湿。

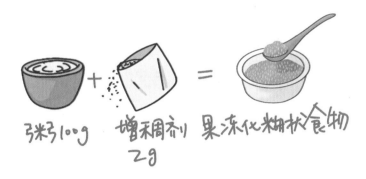

粥100g ＋ 增稠剂 ＝ 果冻化糊状食物
2g

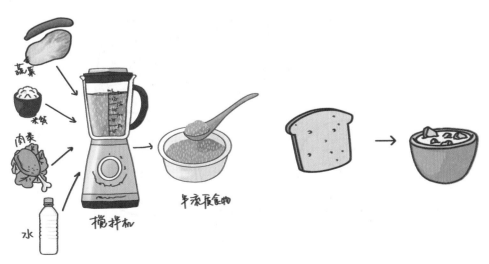

蔬菜
米饭
肉类
水
搅拌机
半流质食物

二、有吞咽障碍，可以从哪里获得专业帮助？

老年科、营养科、康复科、神经内科的医务人员都可以提供专业指导。

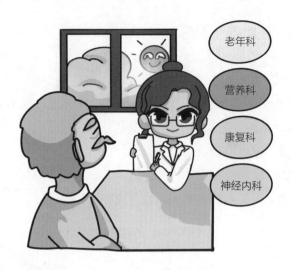

三、如何帮助有吞咽障碍的老年人安全进食？

通过管理进食体位和姿势、食物的形态、食物放入口中的位置、一口量、进食速度、进食环境等，帮助老年人安全进食。

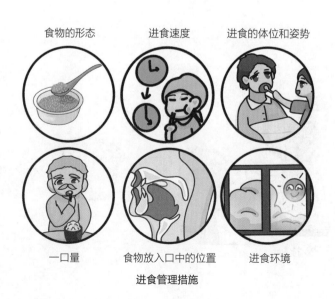

进食管理措施

四、有吞咽障碍的老年人怎样安全进食?

(一)进食原则

尽量让老年人自己进食，家属可以帮助老年人先把食物准备好，放于餐桌前。食物应密度均匀、黏性适当、不易松散，通过咽和食管时易变形且很少在黏膜上残留。若因身体或疾病原因，老年人无法自己进食，照顾者才喂食。

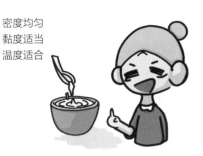

密度均匀
黏度适当
温度适合

(二)进食注意事项

1. **进食前准备**　保证进食环境安静、舒适，无不良刺激。可关闭电视，协助老年人如厕、洗手、清洁口腔。进食前可用冰冷的棉棒轻轻刺激软腭、腭弓和舌根。

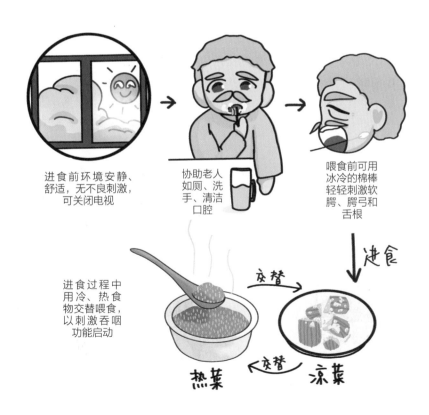

进食前环境安静、舒适，无不良刺激，可关闭电视

协助老人如厕、洗手、清洁口腔

喂食前可用冰冷的棉棒轻轻刺激软腭、腭弓和舌根

进食过程中用冷、热食物交替喂食，以刺激吞咽功能启动

热菜　交替　凉菜　进食

2. 进食过程中用冷、热食物交替进食，以刺激吞咽功能启动。

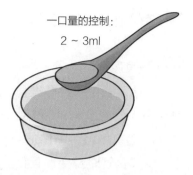

一口量的控制：

2 ~ 3ml

3. **一口量**　从 2 ~ 3ml 开始，逐步增加至适合老年人的一口量。对于吞咽功能较好的老年人，进食液体控制在 20ml 以内，牛奶、布丁 5 ~ 7ml，浓稠泥状或糊状食物 3 ~ 5ml，肉团 1 ~ 3ml。

4. **进食速度**　每口食物确定完全咽下后才进食第二口食物，每次进食吞咽后做 2 ~ 3 次空吞咽（即反复吞咽唾液）或饮水 1 ~ 2ml，以去除咽部残留的食物。提醒进食速度过快的老年人放慢速度，忌催促。

5. **进食时间**　控制在 45 分钟以内，耐力不足的老年人采取少量多餐。

6. **进食体位**

（1）普通老年人：采用坐位进食，进食时双脚平稳接触地面，双膝关节屈曲 90°，躯干挺直，餐桌高度接近老年人胃部的高度，双上肢自然放于桌面，头前倾。

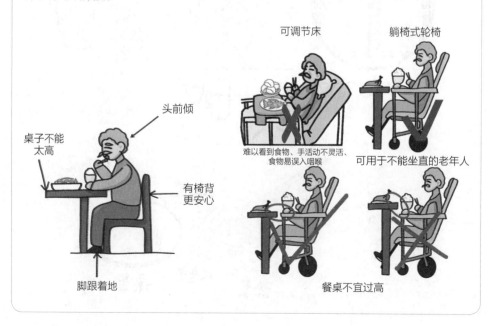

桌子不能太高

头前倾

有椅背更安心

脚跟着地

可调节床

躺椅式轮椅

难以看到食物、手活动不灵活，食物易误入咽喉

可用于不能坐直的老年人

餐桌不宜过高

（2）坐立位支撑困难的老年人：床头摇高至少30°使其取半坐位，头部前屈。

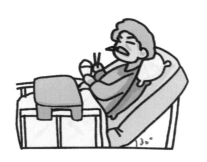

（3）偏瘫的老年人：能坐起者，应采用转头吞咽，头偏向患侧进行；无法坐起者，采用健侧在下的半侧坐卧位，利用重力作用使食团在健侧吞咽。

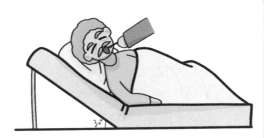

左侧偏瘫

（4）口（舌）功能缺损、食物在口腔内停留时间长的老年人：可采用仰头吞咽，减少口腔食物残留，紧接着尽量前屈（做点头动作），做用力吞咽动作，帮助清除咽的残留物。

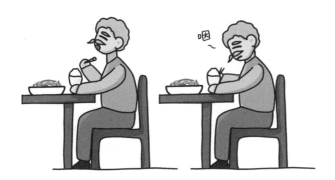

（5）吞咽时容易呛咳的老年人：可采用低头吞咽，使呼吸道入口变窄，减少误吸。

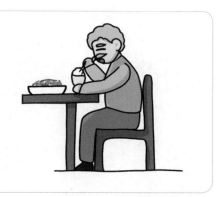

五、如何调整食物的性状？

（一）固体食物的软化

软化后的食物利于咀嚼，并且可以保留食物原貌，无须剪碎食物。

1. 调制腌渍液　将3%比例的食物软化粉溶于水中，如100ml水加入3g食物软化粉。

2. 腌渍　将肉类、根茎类固体食物放于等量或多于食材的腌渍液中，冷藏1～1.5小时。

3. 将肉类、根茎类食物等从腌渍液中取出，擦干水，并依照常规方式制作。

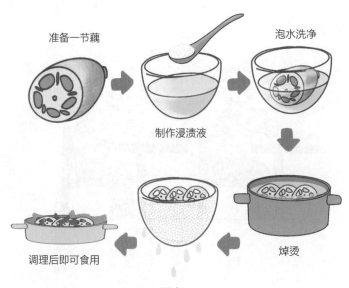

准备一节藕　泡水洗净

制作浸渍液

焯烫

沥水

调理后即可食用

（二）半流质食物的调配

　　米饭、肉类、坚果等固体类食物可将其与水混合，使用搅拌机搅碎来降低食物的硬度，然后根据需要是否添加增稠剂。

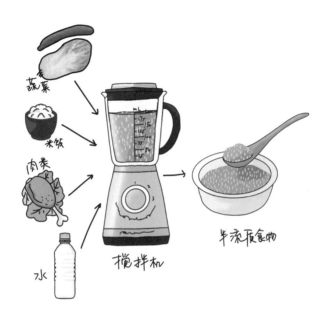

（三）糊状食物的调配

　　调配方法：（以粥为例）使用食物增稠剂让粥变稠。

1. 70℃以上的全粥放至搅拌机。

2. 每 100g 粥内添加 1 ~ 2g 增稠剂。

3. 放置 70℃左右时食物就会开始果冻化。

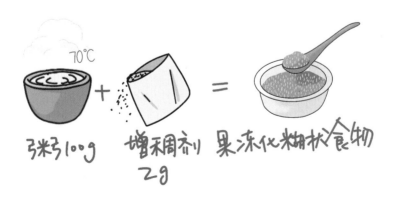

六、老年人如何根据吞咽功能情况选择食物？

见表 2-3。

表 2-3　食物种类的选择

食物质地种类	适合人群
稀流质（如水、汤、果汁）	舌头功能障碍、咽喉部功能较好的老年人
浓流质（如酸奶、蜂蜜）糊状食物（如米糊等）	无须咀嚼，只需要用舌头活动控制吞咽的老年人
半固体食物（如香蕉、馒头、烂饭）	咀嚼稍困难，只要求少量咀嚼的老年人，若舌头活动不良，可加入少量汤汁制成湿润的碎状食物
固体食物（饼干、苹果、米饭）	咀嚼功能较好、吞咽功能较好的老年人

七、老年人调整了饮食，仍不能摄入足量食物，日渐消瘦，该怎么办？

可在医生指导下增添营养制剂，以满足机体需要。常用营养制剂种类见表2-4。

表 2-4　常用营养制剂的种类和选择

组成成分		适应人群
整蛋白型	平衡型	胃肠功能正常者 不能耐受大容量喂养的患者或需要高能量的患者
	疾病特异型	糖尿病患者 营养不良的肿瘤患者 免疫功能差者 肺功能差者 烧伤患者 肾病患者 肝病患者
氨基酸型、短肽型（要素型）	平衡型	胃肠功能低下者：如胰腺炎、克罗恩病、放射性肠炎、接受化学治疗、短肠综合征等患者
	疾病特异性	苯丙氨酸代谢障碍的患者

八、有吞咽障碍的老年人选择怎样的餐具？

匙面小、边缘钝、不粘食物的汤匙；广口矮杯及广口平底瓷碗。

九、有吞咽障碍的老年人如何保持口腔清洁？

1. 用含氟牙膏和软毛牙刷早晚刷牙，使用牙线，清除口腔中特别是牙缝间的食物残渣。

2. 每次就餐后，用舌或口唇的运动清除在唇上或颊部的食物残渣。

3. 每天睡前、晨起、进餐后采用淡盐水漱口，减少口腔内有害细菌。

4. 使用口腔护理液，采用擦拭和负压刷牙法保持口腔清洁。

5. 观察口腔有无黏膜充血、水肿、糜烂、脓性分泌物等。

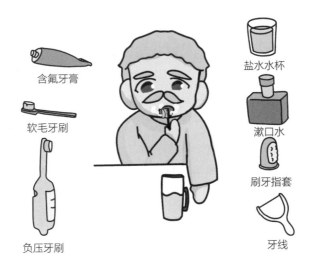

十、怎样给需要帮助的老年人喂食？

1. 体位　能坐起来不要躺着，保持躯干与床面成 90° 或健侧侧卧 30°～60°，能在餐桌边不要在床边。

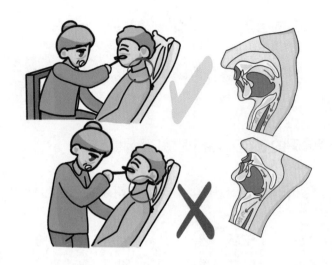

2. **食物放入位置**　健侧舌的中后部或健侧颊部,这样有利于食物的吞咽,用匙勺向舌部施力增加感觉,以引起吞咽反射。

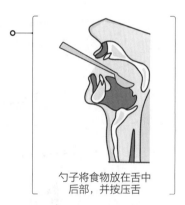

勺子将食物放在舌中后部,并按压舌

3. **一口量**　从 2 ~ 3ml 开始,逐步增加至适合老年人的一口量。

4. **进食速度**　细嚼慢咽,忌催促。

5. **喂食时提醒**

(1)语言示意:张嘴、闭嘴、低头、吞。

(2)手势示意:指着自己嘴唇,提醒老年人在吞咽过程中保持嘴唇闭合。

(3)身体姿势示意:使用下巴、头支撑器,提醒老年人保持正确的身体姿势。

(4)文字示意:利用图文,给老年人以提醒,注意预防并发症。

(5)食物的味道和温度示意:可采用冷觉刺激吞咽反射,饮用热饮时提醒老年人慢慢吸吮液体。

十一、哪些老年人需要安置胃管进行管喂?

通过改进食物形状和代偿性方法治疗后,膳食摄入量仍达不到 90% 机体需要量的老年人,则需要管饲喂养。

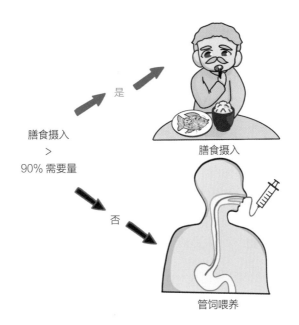

十二、常见的管喂途径有哪些?

常见的肠内营养途径有鼻胃管、鼻肠管、胃造瘘、空肠造瘘。

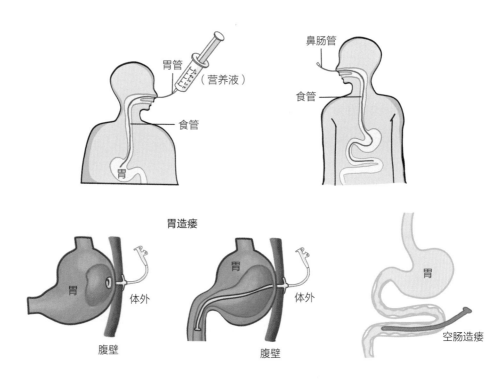

十三、管喂前应做何准备?

1. 食物准备　温度略高于体温（38℃左右），自制匀浆膳应使用搅拌机充分搅拌，并过滤。

2. 老年人餐前准备　尽量取坐位，卧床者至少在喂食前 30 分钟完成搬动、翻身拍背、口腔清洁等。

3. 检查管道位置　检查鼻饲管外露刻度有无变化，有无移位，有无盘于口腔内（回抽有无胃液；鼻饲管端口放入水中，若有气泡说明管道进入气管，不可喂食）。

4. 检查胃内残留量　回抽胃液，若有未消化食物，或胃残留＞200ml，应推迟喂食。

十四、每次管喂的量多少合适?

每餐管喂量在 400ml 以内，胃排空慢者每餐管喂量在 200ml 以内，管喂速度宜慢。

十五、每次管喂间隔多久?

每餐间隔时间＞2 小时，夜间 22：00 以后不管喂。

十六、管喂前后可以吸痰吗?

管喂前 30 分钟可以吸痰，管喂后 30 分钟以后才可吸痰。

十七、管喂后可以立即平躺吗?

不可以!

管喂后 30 ～ 60 分钟内应避免平躺，其间不宜翻身、拍背。

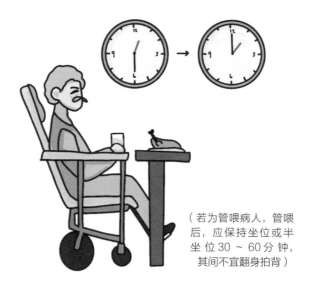

（若为管喂病人，管喂
后，应保持坐位或半
坐位30～60分钟，
其间不宜翻身拍背）

十八、管喂后可能的不良反应有哪些?

恶心、呕吐、腹泻、腹胀、便秘、反流、误吸、吸入性肺炎等。

十九、哪些情况适合使用肠内营养泵输入营养液?

推注管喂后易出现不良反应者、
经十二指肠或空肠造瘘的老年人可采
用营养泵输入营养液，每小时的泵
入量从20～50ml开始，逐步增至
100～150ml。

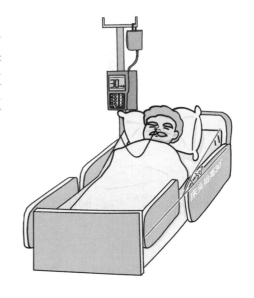

（胡春艳　李沙沙　王英　朱道珺）

第三节 噎食的急救

一、鱼刺卡住后，喝醋、咽米饭有用吗？

没什么用！正确的做法：及时就医！

鱼刺能被醋软化，但喝下去的醋与鱼刺接触的时间极短，来不及软化。

鱼刺卡住后，不能用馒头、米饭之类的东西来强迫老年人把鱼刺咽下，易导致鱼刺越扎越深，刺破食管或大血管，危及生命。

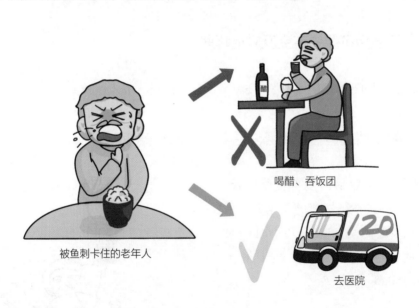

被鱼刺卡住的老年人

喝醋、吞饭团

去医院

二、进餐时，突然被食物噎住应如何急救？

（一）液体噎食（误吸）

1. 有咳嗽能力的老年人　放松，身体略前倾，吐尽口中剩余食物，或用手掌顶住老年人的胸骨下并施加压力，指导老年人剧烈咳嗽。

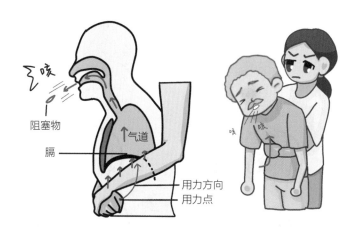

2. 没有咳嗽能力的老年人　指压刺激咳嗽。指压方法：环状软骨与胸骨上窝中点，指腹突然向内向下用力按压，刺激气管引发反射性咳嗽。

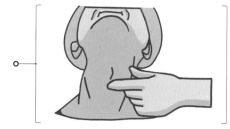

（二）固体噎食

1. 海姆立克自救法。

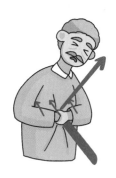

自我解救

方法一：
1. 一只手握拳，并且大拇指的一侧顶住腹部，在肋弓之下、肚脐之上
2. 用另一只手抓住握拳的那只手，并迅速用力向上挤压
3. 重复动作，直至导致窒息的物体排出

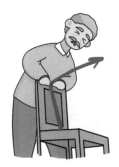

方法二：
1. 倚靠在一个固定的水平物体上（比如：桌子边缘、椅子、扶手等）
2. 用物体的边缘对上腹部施压，制造出强大的向上冲击力
3. 重复挤压，直至导致窒息的物体排出

2．站位海姆立克急救法　适用于体瘦且意识清晰者，站在被噎者背后，双手环抱其腰部，一手握拳放在肋弓之下、肚脐之上，另一手握住拳头，迅速向内向上挤压。

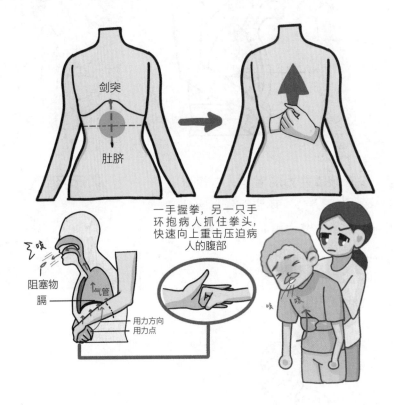

3．平卧位海姆立克急救法　适用于体胖或意识不清者，骑跨在被噎者大腿上，双手掌叠加，放在剑突与肚脐连线中点上，快速向上用力做腹部冲击。

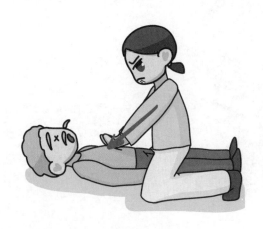

4. **体位倒立 + 胸背部叩击** 身材瘦小的老人被噎时，如实施者臂力和体力能支持，可将老人置于腿上或趴在床沿，头部处于低位，在其肩胛下沿快速连续拍打，震动出异物。

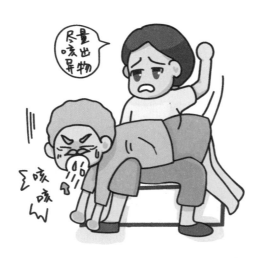

（胡春艳　陈茜　王晓玲）

第四节 吞咽功能训练

一、如何在家里进行口腔周围肌肉训练?

1. 每日进行鼓腮、伸舌头、双侧面部按摩。

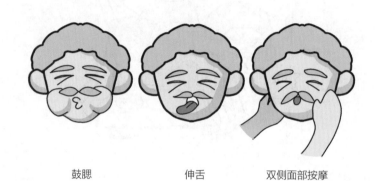

鼓腮　　　　　　伸舌　　　　　双侧面部按摩

2. **舌运动**　使舌向前—后—左—右—上—下各个方向做主动训练,或照顾者用纱布包裹老人的舌头,向各个方向行牵拉运动。于早、中、晚饭前进行,每次5分钟。

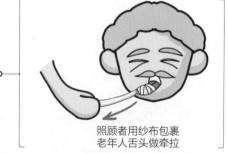

照顾者用纱布包裹老年人舌头做牵拉

3. **坐位训练**　每日逐渐抬高床头,直至老年人能独立维持坐位,以预防体位性低血压,为安全进食打下良好基础。

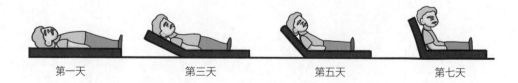

第一天　　　　　　第三天　　　　　　第五天　　　　　　第七天

4. **强化咳嗽**　深吸气—憋气—咳出,叮嘱老年人用力咳嗽,提高排出气管内异物的防御能力。

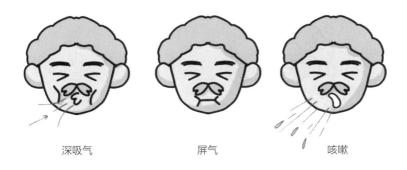

深吸气　　　　　　　屏气　　　　　　　咳嗽

5.呼吸训练　屏气闭口用鼻发声或呼吸、吹气球/蜡烛。

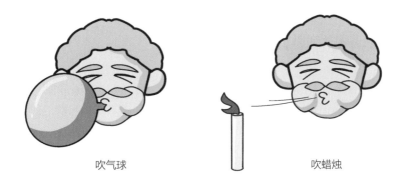

吹气球　　　　　　　　　　　吹蜡烛

6.咬肌运动　做空咀嚼动作、嚼口香糖，每天3次，每次5～10分钟。

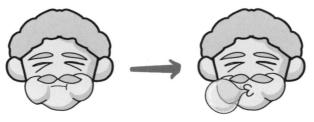

嚼口香糖

7.K点刺激　对咬肌紧张、张口困难的老人，可进行K点刺激。照顾者用手指从老人牙与颊黏膜缝隙进入，按压K点，老人会主动张口，继而完成吞咽动作。

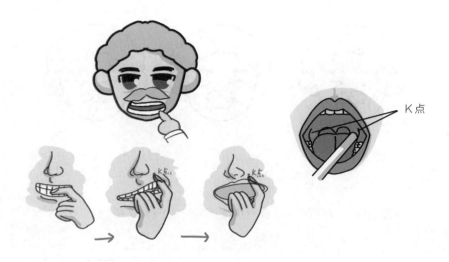

二、如何进行感觉刺激训练？

咽部冷刺激与空吞咽：用冰冻的棉棒蘸少许水，轻轻刺激软腭、舌根及咽后壁，然后做空吞咽动作，每天 3 次。

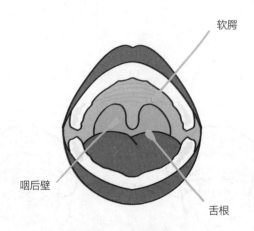

照顾者用冰冻的棉棒蘸少许水，
刺激老人软腭、舌根及咽后壁

三、如何进行发音训练？

深吸气，呼气时深深地、缓慢地发出"啊、咦、呜"的声音，轮流发音 10 次；重复说"爸、打、家、啦"10 次。

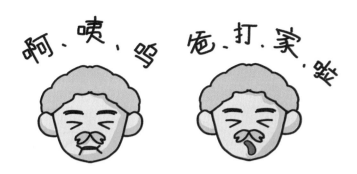

四、清除咽部残留物的吞咽方式有哪些?

1. 空吞咽和交互吞咽　每次进食吞咽后,反复做几次空吞咽动作,使食团全部咽下,然后再进食,或者每次进食后饮水 1 ~ 2ml,既能诱发吞咽反射,也能清除咽部残留食物。

2. 侧方位吞咽　下颌分别向左、右转,做侧方位吞咽,可以清除梨状隐窝内的食物残留。

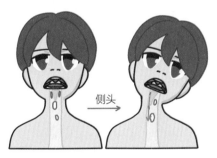

3. 点头样吞咽　先颈部后仰,然后再尽量前屈,形似点头,同时做空吞咽动作,可将会厌谷处的残留食物去除。

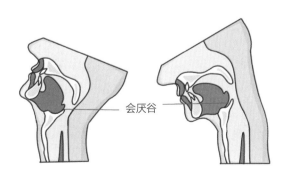

五、如何进行模拟吞咽训练？

深吸气—屏气—吞咽唾液—呼气—咳嗽。

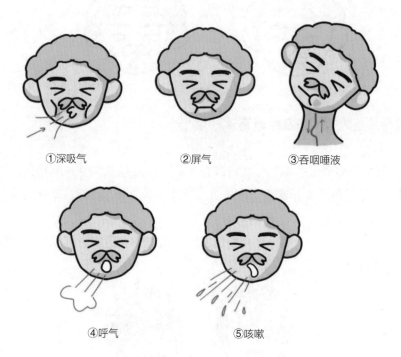

①深吸气　　　　　　②屏气　　　　　　③吞咽唾液

④呼气　　　　　　⑤咳嗽

（胡春艳　冯冬梅　廖再波）

第三章 漫话谵妄

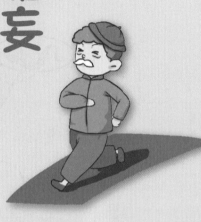

雷尼替丁

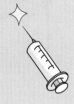

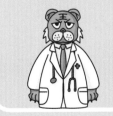

第一节 了解谵妄

一、什么是谵妄?

谵妄是一种突然发作的急性、波动性意识障碍，伴注意力不集中，思维混乱、不连贯，感知觉功能异常。

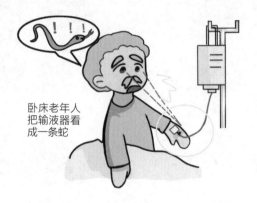

卧床老年人把输液器看成一条蛇

二、老年人出现哪些情况，提示可能发生了谵妄?

老年人突然出现下列情况，提示可能发生了谵妄：

1. 精神、行为改变，如激越行为、情绪激动、亢奋等，这种变化时有时无，夜间加重，白天减轻。

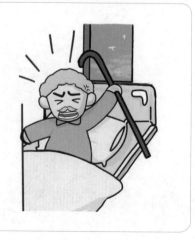

2. 注意力不集中，容易分散。

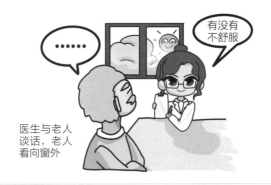

3. 思维不清晰、不符合逻辑。

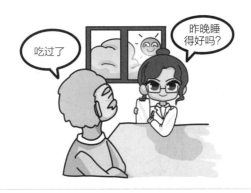

4. 幻觉。

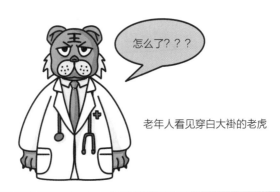

5. 认知障碍，包括时间、地点、人物等定向障碍，表现为不能正确地说出自己所在的地点、当时的时间、熟悉的人，以及不认识自己等。

三、谵妄有哪些类型？

根据谵妄的临床表现，可分为兴奋型谵妄、抑制型谵妄、混合型谵妄3种类型。

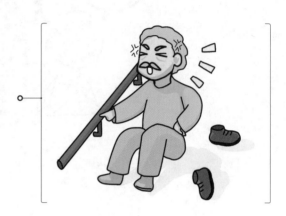

1. 兴奋型谵妄　表现为大喊大叫，思维不连贯，出现幻觉和错觉，毁物，有攻击行为。

2. 抑制型谵妄　表现为运动减少，表情淡漠，嗜睡等。

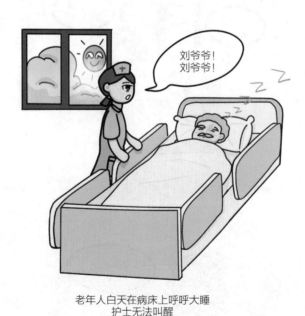

老年人白天在病床上呼呼大睡
护士无法叫醒

3. 混合型谵妄　兴奋型谵妄和抑制型谵妄的临床表现交替出现。

四、哪些老年人容易发生谵妄？

①高龄：年龄 ≥ 80 岁。
②认知功能下降或痴呆。③听
力或视力障碍。④多病共存
（患有 3 种及以上疾病）。

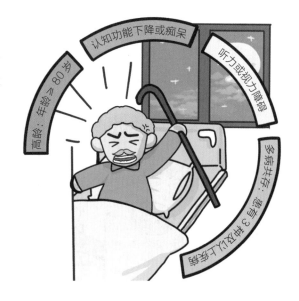

五、哪些情况容易导致老年人发生谵妄？

①急性应激状况，如骨
折、手术等。②疼痛。③感
染（呼吸系统感染、泌尿系
统感染）。④营养不良。⑤脱
水、电解质紊乱。⑥尿潴留、
便秘。⑦睡眠障碍。⑧使用
3 种以上的药物。⑨缺氧。

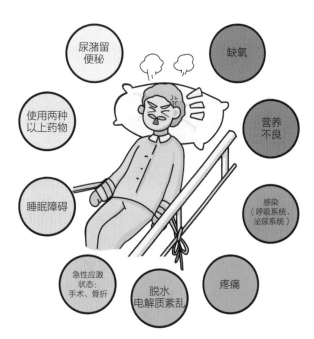

六、哪些药物容易引起谵妄？

容易引起谵妄的常见药物有地西泮、艾司唑仑、氯氮䓬、阿米替林、阿托品、哌替啶、吗啡、苯妥英钠、金刚烷胺、雷尼替丁、水合氯醛、利尿剂、激素等。

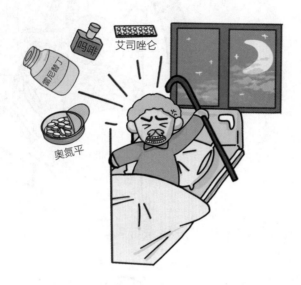

七、哪些老年人是谵妄的高危人群？

老年人本身有易患因素（如高龄等），当出现诱发因素（呼吸系统感染、跌倒、使用可引起谵妄的药物等）时，则成为谵妄高危人群。

八、如何识别老年人发生了谵妄？

通过谵妄评估量表识别，包括谵妄意识模糊评估法（CAM 量表）及 3 分钟谵妄意识模糊评估法（3D–CAM 量表），老年科常用 3D–CAM 量表（表 3–1）。3D–CAM 量表一共有 22 个条目，其中条目 8、9、10、18、19、20、21 反映特征 1——急性起病及病情波动性变化；条目 4、5、6、7、16、17 反映特征 2——注意力不集中；条目 1、2、3、13、14、15 反映特征 3——思维混乱；条目 11、12 反映特征 4——意识水平的改变。谵妄诊断条件必须同时满足特征 1 和特征 2，且满足特征 3 和 / 或特征 4。

表 3-1　3D-CAM 量表

说明：不正确包括"不知道"以及无反应 / 无意义的反应。对于任何"不正确"或"正确"的反应，检查最后一列的选项框是否存在所对应的特征			CAM 特征			
引导语："我要问你一些关于思考和记忆的问题"			1		2	3	4
1. 请问今年是哪一年？	□ 不正确	□ 正确					
2. 请问今天是星期几？	□ 不正确	□ 正确					
3. 请问这里是什么地方？（回答"医院"即为正确）	□ 不正确	□ 正确					
4. 我要读两组数字。请你按照我读的相反的顺序重复一遍。如我说"5-2"，你说："2-5"。第一组数"7-5-1"。	□ 不正确	□ 正确 1-5-7					
5. 第二组数是"8-2-4-3"（3-4-2-8）。	□ 不正确	□ 正确					
6. 你能从星期天开始倒数吗？（周日、周六、周五、周四、周三、周二、周一）。最多可以提示 2 次，如：周……的前一天是周几？	□ 不正确	□ 正确					
7. 你能从 12 月开始倒数月份吗？（12 月、11 月、……1 月）。最多可以提示 2 次：……月的前一个月是几月？	□ 不正确	□ 正确					
8. 在过去的一天你有没有感到迷糊？（例如不清楚自己在哪里，不认识自己的亲人，或胡言乱语？）	□ 有	□ 没有					
9. 如果第 3 题是："不正确"，不需询问，直接勾选"是"，否则需询问：在过去的一天你有没有感觉你不在医院？	□ 有	□ 没有					
10. 在过去的一天你有没有看到根本不存在的东西？	□ 有	□ 没有					

续表

观察者评估：询问老年人上面 1 – 10 的问题后完成							
11. 在评估过程中，老年人有无嗜睡、昏睡或昏迷？	☐ 有	☐ 没有					
12. 老年人是否表现为对环境中常规事物过度的敏感、亢奋（警觉性增高）？	☐ 是	☐ 不是					
13. 老年人是否思维不清晰或不合逻辑，例如讲述与谈话内容无关的事情（无关紧要）？	☐ 是	☐ 不是					
14. 老年人是否谈话漫无边际，例如他 / 她有无不合时宜的啰嗦以及偏离主题的回答？	☐ 有	☐ 没有					
15. 老年人语言是否比平常过度减少？（例如：只回答是 / 否）	☐ 是	☐ 不是					
16. 在评估过程中，老年人是否不能跟上正在谈论的话题？	☐ 是	☐ 不是					
17. 老年人是否因为环境刺激出现不适当的走神？	☐ 是	☐ 不是					
18. 在评估过程中，老年人是否有意识水平的波动？例如，开始作出适当反应，然后迷糊地睡去	☐ 有	☐ 没有					
19. 在评估过程中，老年人是否有注意力水平的波动？例如老年人对谈话的专注度或注意力测试的表现变化很明显？	☐ 有	☐ 没有					
20. 在评估过程中，老年人是否有语言表达 / 思维的变化？例如老年人语速时快时慢？	☐ 有	☐ 没有					
可选问题：仅特征 1 没有勾选，同时特征 2 以及特征 3 或 4 被勾选时完成							
21. 询问非常了解老年人情况的家人、朋友或医护人员："是否有迹象表明，与老年人的平时情况相比，老年人存在急性精神状态的变化（记忆或思维）？"	☐ 是	☐ 不是					

续表

22. 如果可获得本次住院或以前的3D-CAM评估结果，请与之比较。根据本次新出现的"阳性"条目，确定老年人是否存在急性变化。	□ 是	□ 不是				
总结：检查在上列中是否出现了CAM相应特征			1		2	3	4
	谵妄诊断条件：特征1+ 特征2 + 特征3或4。请在判定结果后打√：存在谵妄　不存在谵妄					

护士通过观察、询问老年人或其照顾者，得出每个问题的答案，在相应的位置打√，并在每个问题对应的特征栏（右侧非阴影栏）打√。如果评估结果满足特征1+ 特征2 + 特征3或/和4，可判定存在谵妄。

九、谵妄的危害有哪些?

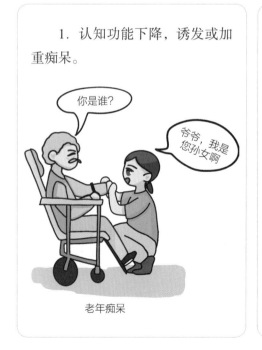

1. 认知功能下降，诱发或加重痴呆。

老年痴呆

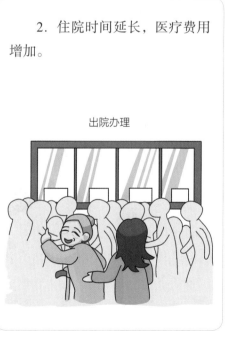

2. 住院时间延长，医疗费用增加。

出院办理

3．再入院率及入住护理院概率增加。

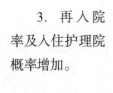
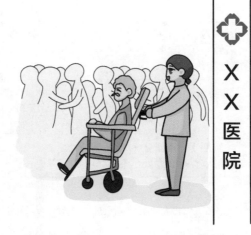

4．自理能力下降。

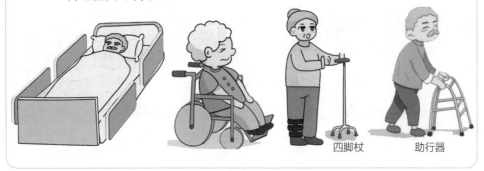

四脚杖　　　　助行器

5．死亡。

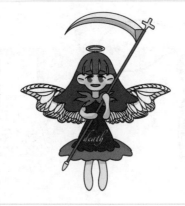

（许丽　张元　张婷　张雪梅）

第二节 预防谵妄

一、谵妄高危老年人一定会发生谵妄吗？

不一定！

只要及早对诱发因素进行干预，就可预防谵妄发生。

二、药物能预防老年人发生谵妄吗？

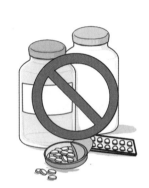

不能！药物是谵妄发生的诱发因素之一，有关研究显示药物还会使谵妄的症状加重。

三、哪些措施可预防老年人发生谵妄？

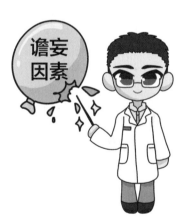

个体化多学科非药物干预措施能有效降低谵妄的发生率，分为共性干预方案和个性干预方案。

1．共性干预方案　包括认知功能改善、定向沟通、早期活动，适合所有老年人。

2．个性化干预方案　包括视力和听力改善、辅助进食、脱水改善、便秘改善、疼痛改善、低氧改善、感染预防、多药共用改善、睡眠改善，适合具有该危险因素的老年人。

四、如何改善老年人认知能力？

1．提供明亮的环境、时钟、大号字挂历、小白板。

2．每日定向沟通（时间、地点、人物）。

3．进行认知刺激活动（看老照片、阅读书/报、看新闻并讨论、音乐欣赏、手部/背部按摩）。

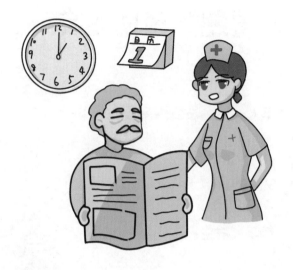

五、如何促进老年人早期活动?

1. 鼓励不能行走的老年人进行被动运动或者关节主动活动。

2. 鼓励并指导可以行走的老年人尽早下床行走训练。

3. 提供合适的工具和设备（助听器、防滑鞋、助行器、便携式氧气瓶、输液架等），以便老年人活动。

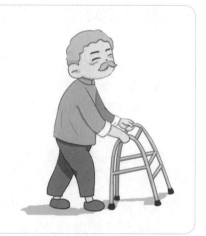

六、如何改善疼痛?

1. 放松技巧　听音乐、洗热水澡、使用香薰疗法等。

2. 按摩或热水袋外敷。

3. 舒适的体位（比如将枕头放在腋下或胳膊下，在床上翻身等）。

4. 必要时遵医嘱使用止痛药。

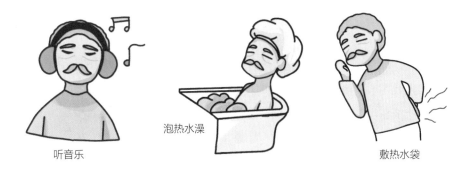

听音乐　泡热水澡　敷热水袋

七、如何改善便秘?

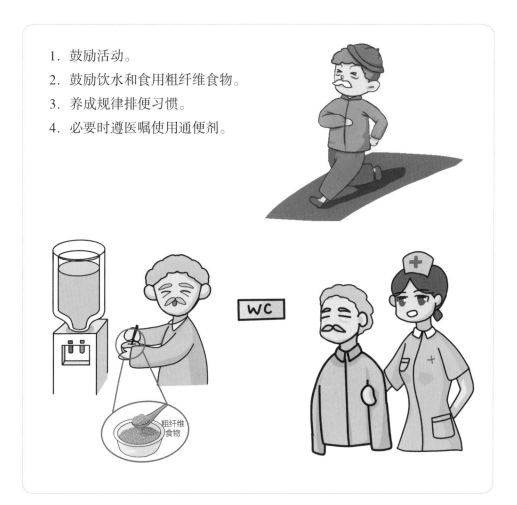

1. 鼓励活动。
2. 鼓励饮水和食用粗纤维食物。
3. 养成规律排便习惯。
4. 必要时遵医嘱使用通便剂。

粗纤维食物

WC

八、如何改善睡眠障碍?

1. 养成良好的睡眠习惯，白天多活动，房间光线明亮，减少白天睡眠时间，睡前避免饮茶和咖啡。

2. 给予适宜睡眠的环境（灯光调暗、环境安静）。

3. 睡前使用辅助睡眠措施（听舒缓的音乐、热水泡脚）。

4. 避免夜间睡眠时间打扰老年人。

5. 必要时，遵医嘱使用助眠药物。

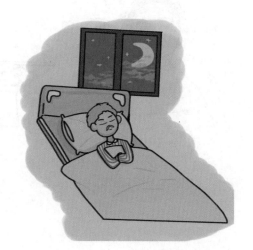

九、如何辅助老年人进食?

1. 根据老年人意向提供帮助，鼓励老年人进食。

2. 对能自己进食的老年人帮助其戴好眼镜和义齿，并准备好餐具和食物。

3. 不能自己进食的老年人则需要喂食，照顾者需要掌握一定的技巧，避免发生误吸。

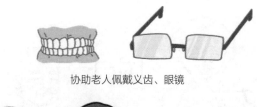

协助老人佩戴义齿、眼镜

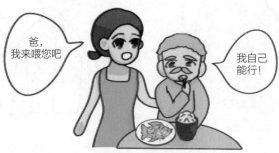

询问老人是否需要协助进食

十、如何改善脱水状态?

1. 观察老年人有无脱水的征兆,如饮水量过少、口舌干燥等。

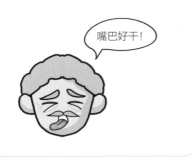

2. 鼓励老年人多饮水,关注口腔干燥程度、尿量、出汗情况等,适时增加饮水量。无严重心、肾功能问题的老年人饮水量应保证在 1 500ml/d 以上。

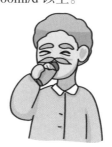

十一、如何改善视力差 / 听力差老年人的沟通能力?

1. 帮助老年人戴上老花眼镜或使用放大镜、助听器。

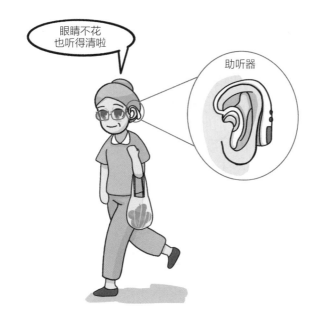

2. 说话时面对老年人，使其能看到说话者的口型，语速慢，表达清晰。

3. 尽量靠近老年人听力较好的耳朵，避免大声喊叫和夸张的表情。

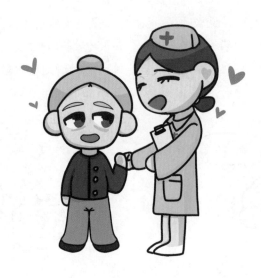

十二、如何纠正老年人缺氧?

1. 观察老年人有无缺氧的表现，如气紧、口唇发绀、指脉氧显示血氧饱和度 < 90%。

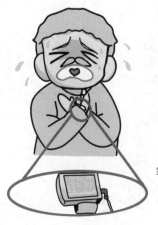

老人呼吸急促
口唇发绀
氧饱和度 < 90%

2. 检查口腔是否有食物、血块，检查鼻腔内是否有异物。

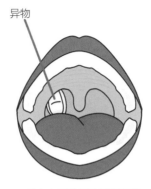

口腔内有异物导致呼吸不畅

3. 调高床头，利于老年人呼吸。

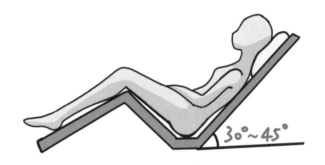

4. 提供有效氧疗。

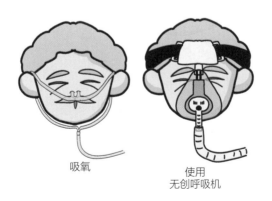

吸氧

使用
无创呼吸机

十三、怎样预防感染?

1. 预防误吸及吸入性肺炎

（1）经口进食的老年人饭后漱口，鼻饲进食的老年人每天两次口腔护理。

（2）老年人进食时取坐位，上半身前倾。

（3）不和正在进食的老年人聊天，老年人情绪激动时不进食。

2. 预防尿路感染

（1）老年人如无心功能不全，每日饮水 1 500 ~ 2 000ml。

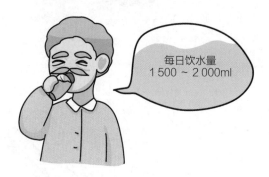

（2）老年人出现尿失禁时尽量不保留尿管，可使用接尿器或保鲜袋接尿。

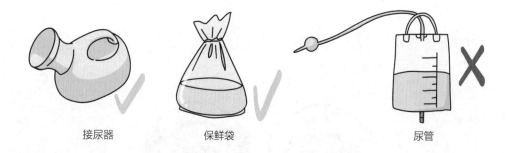

接尿器　　　　　　保鲜袋　　　　　　　　　　尿管

（3）留置尿管者尽早拔除尿管。

（张元　周柯妤　高浪丽　朱道珺）

第三节　应对谵妄

一、面对躁动的谵妄老年人该怎么办?

1. 仔细观察，寻找老年人躁动的原因。
2. 了解老年人的生活需要。

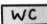
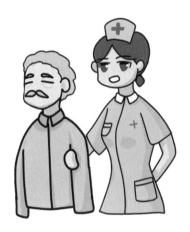

3. 协助老年人维持其既往生活习惯。

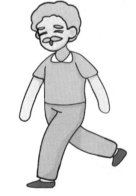

生病前：散步

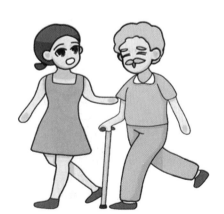

生病后：
照顾者陪他散步

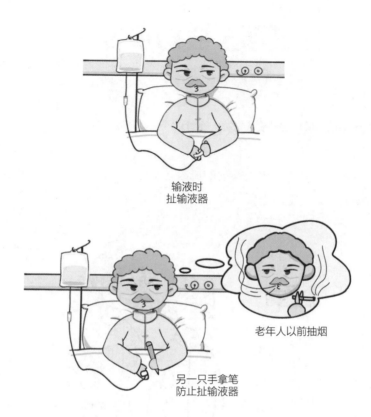

输液时
扯输液器

另一只手拿笔
防止扯输液器

老年人以前抽烟

4. 熟悉的人陪伴老年人。

5. 医生查房人数不超过 3 人，避免戴口罩。

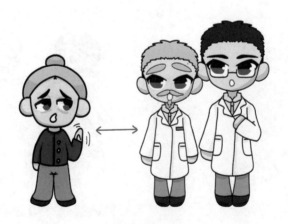

非疫情期间

6. 不批评谵妄老年人的不当言行，表扬他做得好的地方。

7. 不要有过多肢体接触，需要扶老年人时，避免抓握，应站于老年人侧面，将手掌掌心向上，提示老年人主动将双手伸向照顾者。

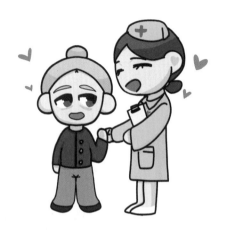

8. 不强迫老年人做他不愿意做的事。

二、如何保障躁动的谵妄老年人安全?

1. 让老年人待在一个相对独立的空间。

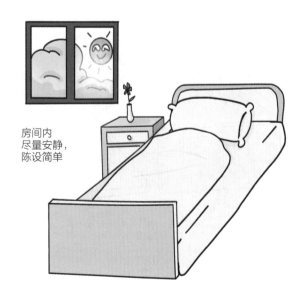

房间内
尽量安静，
陈设简单

2. 尽量避免不必要的医疗护理操作。

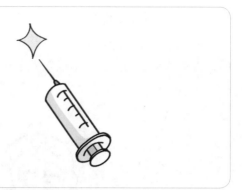

3. 将刀、剪刀、绳子、消毒液、洗手液等危险物品放置在老年人不能拿取的地方。

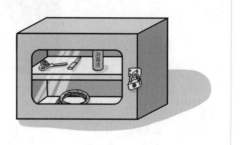

4. 24 小时有专人陪伴在老年人身旁，预防跌倒、坠床、撞伤等。

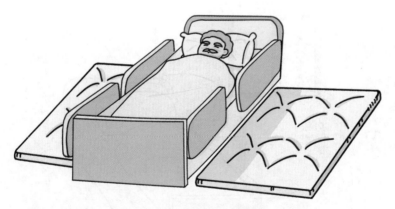

老年人若躺在病床上，将床挡拉上，床挡可以用被套包裹，防撞伤。必要时，可以在床旁地面放一张床垫。

三、谵妄老年人烦躁时需要把他绑在床上吗？

一般不用，除非老年人有自伤或伤人的行为。

捆绑是一种身体约束，不能有效保护老年人，也不能减少跌倒，还会诱发谵妄的发生和延长谵妄持续时间，加重谵妄症状。

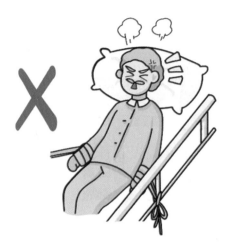

四、为什么谵妄老年人会拒绝进食？

老年人谵妄发作时思维混乱，出现幻觉、错觉，有被害妄想，常常认为有人在食物中下毒，因而拒绝进食。

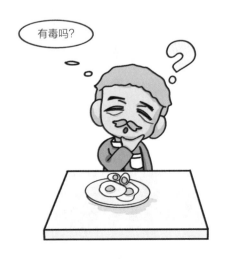

五、面对谵妄老年人拒绝进食该怎么办？

1. 不强迫老年人进食。

2. 食物放在老年人面前。

3. 家属当着谵妄老年人的面，进食和老年人相同的食物。

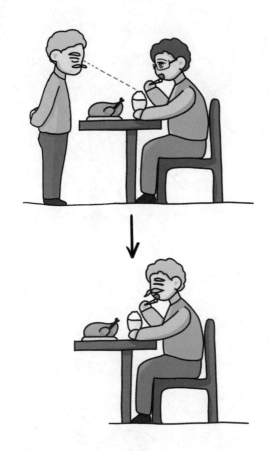

六、面对谵妄老年人的怪异行为，该怎么办？

1. **容忍**　谵妄老年人思维混乱，言行古怪，照顾者要理解包容，有耐心，理解老年人。

2. **不要激怒谵妄老年人**　顺从老年人，不批评、纠正，不强迫，不要询问有关近期记忆的事情，如"中午吃了什么菜"。

3．要预见可能出现的安全问题并采取措施避免发生　如到处乱走的老年人要有专人陪伴，预防跌倒；把消毒液锁在柜内，避免谵妄老年人口渴时将消毒液当成饮料喝掉。

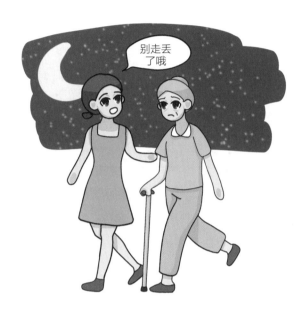

（张元　许丽　周小燕）

参考文献

［1］杨倮，周芬，刘幼华，等. 加拿大安大略注册护士协会 2017 年《预防跌倒和减少跌倒损伤（第四版）》临床实践指南解读［J］. 中华现代护理杂志，2019（25）：3169–3174.

［2］王玉梅，李凌，熊莉娟，等. 老年人跌倒预防临床实践指南的质量评价及内容分析［J］. 中华护理杂志，2019，54（11）：1729–1734.

［3］窦祖林. 吞咽障碍评估与治疗［M］. 北京：人民卫生出版社，2017.

［4］阮顺莉，郭菊红，陈茜，等. 1025 名居家 60 岁以上老年人吞咽障碍现状及其影响因素分析［J］. 护理学报，2017，24（20）：41–44.

［5］董碧蓉. 医养结合下的老年护理适宜性技术［M］. 成都：四川大学出版社，2017.

［6］刘苗，罗健，黄海燕，等. 非药物干预预防 ICU 获得性谵妄相关系统评价的再评价［J］. 护理学杂志，2020，35（1）：77–82.

［7］邓传瑶，王艳艳，谢冬梅，等，基于住院老年人生活项目的多学科综合干预模式预防术后谵妄的效果［J］. 实用老年医学，2019（1）：12–15.

［8］王艳艳，廖玉麟，高浪丽，等. 运用"住院老年患者生活项目"建构中文化"老年患者术后谵妄预防的多学科综合处置模式"［J］. 护理杂志，2017，64（3）：33–42.

［9］黄艳，张蒙，高浪丽，等. 生活项目干预方案预防住院老年患者谵妄的效果研究［J］. 中华护理杂志，2019，54（6）：855–860.

［10］宿映，邢婷婷，魏文石. 老年人谵妄的诊治［J］. 中华老年医学杂志，2017，36（4）：364–366.

45